CHEZ LES ANCIENS

A PROPOS

DE CRÉMATION

Cendres et Ossements

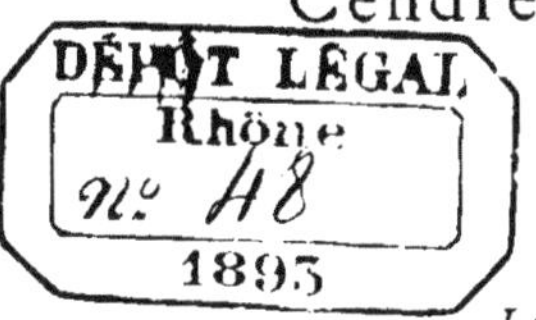

PAR

Le Dr COGNARD

LYON
LIBRAIRIE ET IMPRIMERIE EMMANUEL VITTE
3, place Bellecour, et rue Condé, 30

1893

AVERTISSEMENT

Cet opuscule est le résumé des réflexions que j'ai faites en lisant les poètes élégiaques latins. J'en ai puisé l'idée première dans un livre imprimé à Lyon, en 1581, et qui est intitulé : Funérailles et diverses manières d'ensevelir des Romains, des Grecs, et autres nations tant anciennes que modernes, *par Claude Guichard, docteur en droit. Au moment où l'on parle tant de crémation, dont l'adoption en bloc, du reste, ne paraîtrait pas reposer sur des bases bien solides* (1), *il ne sera pas inopportun, je crois, de montrer brièvement ce qu'elle était chez un peuple qui avait voué à ses morts un culte si profond.*

(1) *Il fallait arriver à cette époque de* fièvre de destruction *qui marque notre histoire du* XIXe *siècle, pour que la nécessité de se* débarrasser *des morts si nombreux, préoccupât les hygiénistes.*

(Dr Emile SENDRAL : *Etude critique sur la crémation.*)

De là à rappeler l'antique mode de sépulture par inhumation, partout en vigueur à travers les âges et définitivement consacré aujourd'hui, il n'y avait qu'un pas. Je l'ai franchi sans hésiter, à titre de conclusion.

CHEZ LES ANCIENS

A PROPOS

DE CRÉMATION

Abstineas, Mors atra, precor : non hic mihi mater
Quæ legat in mœstos ossa perusta sinus,
Nec soror, Assyrios cineri quæ dedat odores.

TIBULLE, livre I, élégie III.

C'EST en ces termes que Tibulle, malade loin de sa ville natale, prie la mort de l'épargner, alléguant qu'il n'a auprès de lui ni sa mère pour recueillir ses os, ni sa sœur pour mêler à ses cendres les parfums d'Assyrie. J'ai transcrit le texte en entier parce qu'il nous servira à préciser la signification de ces mots : cendres et ossements.

Un évêque de Thessalonique, grammairien

célèbre, Eustathe, qui vivait au XIIe siècle et qui a laissé sur Homère des commentaires estimés, assure que les anciens ne mettaient au tombeau que les os. « Observation remarquable, dit Guichard, et d'où il faudrait conclure que toutes les fois qu'il est question de cendres et ossements, il s'agit des ossements seuls. » Nous verrons qu'il doit en être ainsi.

L'usage de brûler les corps était fort répandu dans l'antiquité, au moins chez certains peuples, sans qu'il fût général. On a donné plusieurs raisons de ce mode de sépulture. Les uns y voient une sorte de purification. Cette opinion est fondée, car la personne à qui incombait le soin de recueillir les restes, se lavait préalablement les mains. Il semblait que ces restes eussent quelque chose de sacré.

D'autres croient à une mesure de salubrité, par crainte d'émanations corruptrices.

De son côté, Pline affirme que l'usage de brûler les corps ne s'établit bien à Rome (1),

(1) La crémation n'y était pas chose commune. Sylla, de la *gens Cornélia*, famille de patriciens très ancienne à Rome, en fut le premier membre qui se fit brûler, et encore, par crainte de représailles.

que lorsque les Romains eurent connu, par les guerres lointaines, que les tombeaux n'étaient pas toujours un asile inviolable (1).

Il est probable aussi qu'un certain honneur environnait le bûcher. On remarque, en effet, qu'en nombre de lieux où l'inhumation faisait coutume, les rois et grands dignitaires étaient livrés à la flamme. Et, par parenthèse, je ne saurais passer sous silence le nom d'une contrée qui mérite bien, de ma part, une mention distincte. Selon Guichard, les insulaires de Malhado enterraient tous leurs morts, excepté les médecins, qu'ils brûlaient afin de les honorer davantage.

J'en viens à la cérémonie du brûlement.

Le corps, soigneusement lavé, oint d'huiles précieuses et enveloppé d'un linceul blanc, était placé et couvert de ses vêtements les plus somptueux, sur le lit funèbre que recevait un char ou une escouade de porteurs ; puis, le cortège s'acheminait vers le bûcher, avec un appareil plus ou

(1) Sur une pierre sépulcrale du musée lapidaire, au palais des arts, on lit ces mots : *Securitati Corneliæ Piæ*, qui sont comme un témoignage de cette préoccupation des esprits.

moins magnifique, mais dans les détails duquel je n'ai pas à entrer. Je dirai seulement que les amis du défunt pouvaient régler la marche du convoi. Properce, dans une de ses élégies (liv. IV, élégie VII), fait apparaître l'ombre de Cynthie qui lui reproche de n'avoir pas assisté à ses funérailles. « Si tu craignais, dit-elle, de franchir les portes de la ville, jusque-là du moins, tu aurais ordonné que mon lit allât moins vite.

Jussisses lectum lentius ire meum (1).

Le bûcher, de forme carrée, de dimensions plus ou moins grandes, selon le rang et la fortune du défunt, était construit en bois facilement inflammables; il paraît cependant que les familles avaient à cœur de lui donner quelque apparat, puisqu'une loi des Douze Tables défendait qu'on y employât des bois choisis.

Quand le lit funèbre était en place, la personne qui avait fermé les yeux du mort, venait les lui ouvrir et lui faire regarder le ciel, comme l'habitation et le siège de l'âme. Elle l'oignait de

(1) Je cède au plaisir de citer ces jolis vers, trésor de littérature qu'on revoit toujours avec délices.

nouveau avec compositions embaumées de toute espèce et lui donnait les derniers baisers pendant que les parents, amis et alliés jetaient sur le bûcher, avec leurs adieux au défunt, quantité d'aromates ainsi que fleurs et objets précieux en signe d'attachement. Enfin on mettait le feu, *en détournant la tête* (1), comme par un sentiment d'aversion. Alors, les saluts au trépassé, les prières à son âme, les cris d'adieu redoublaient. On implorait les vents pour qu'ils vinssent en aide, chose capitale et constamment requise. C'est un des griefs de Cynthie : « Ingrat, pourquoi n'as-tu pas demandé aux vents de souffler sur mon bûcher ? »

Cur ventos non ipse rogis, ingrate, petisti ?

D'autre part, Homère dépeint Achille, au bûcher de Patrocle, suppliant Borée et l'impétueux Zéphyre, d'aviver la flamme qui tardait à s'élancer.

Pareil tableau n'est pas sans causer un certain

(1) *.... et subjectam more parentum*
Aversi tenuere facem.

Et regardant en arrière, ils approchèrent le flambeau, selon la coutume de leurs pères (*Enéide*, liv. VI).

saisissement. Ces offrandes pieuses, ces invocations, ces adieux suprêmes respirent des rapports continuels de vie et de sentiments entre les âmes. Est-il rien de plus émouvant que ces vives expansions de douleur et de regret, au moment où la flamme va, pour ainsi dire, consommer violemment la séparation ? Qu'il y a loin de là à la sécheresse du four crématoire !

La crémation durait de longues heures. Dès que le bûcher cessait de *flamber*, on répandait du vin pour éteindre le feu ; puis, la plus proche parente du défunt, vêtue de noir, se lavait les mains et recueillait les os par devers elle. Ces os étaient ensuite arrosés de vin vieux et de lait, essuyés et déposés dans le réduit d'or, d'airain, de marbre, etc., qui devait être leur dernière demeure. C'est là aussi que les parfums étaient mêlés à ces restes entourés de tant de sollicitude.

La grande affaire, pour les anciens, était donc de retirer du bûcher les ossements, et l'expérience leur avait appris, sans doute, par quelle manière ils pouvaient les obtenir en l'état convenable, c'est-à-dire à un certain degré de calcination (1). *Ossa*, tel est le mot qui revient sans cesse : ὀστέα-ossa au bûcher de Patrocle ; *ossa* au bûcher d'Hector, chez les Troyens ; *ossa* au bûcher de Misène, décrit par Virgile.

Molliter in tenerâ poneret ossa rosâ.

« Elle aurait posé doucement mes os sur un lit de roses », dit Properce, qui craint de mourir loin de Rome et de Cynthie (livre I, élégie XVII).

Dans une élégie touchante (livre II, élégie III), et riche de détails précieux, Tibulle met en scène un Romain, Lygdame, qui meurt d'un cruel chagrin. Ce Lygdame convoque à son bûcher sa belle-mère et sa belle-sœur : « qu'elles recueillent la seule partie qui restera de mon corps, les os. »

Pars quæ sola mei superabit corporis, ossa
.... legant.

Et quand il a exprimé ses dernières volontés : « C'est ainsi que, devenu ossements, je voudrais être enseveli. »

Sic ego componi, versus in ossa, velim.

Versus in ossa : converti en os ! Cette expression

(1) *Os blancs* des poètes : *candida ossa*, ὀστέα λευκά.

énergique atteste bien quelle intention formelle présidait à l'ustion des corps.

On lit dans le premier livre des Rois que les habitants de Jabès-Galaad, ayant appris la mort de Saül et de ses trois fils, marchèrent toute la nuit pour aller chercher leurs corps, qu'ils les amenèrent à Jabès où ils les brûlèrent, et qu'ils prirent leurs os et les ensevelirent dans le bois de Jabès. *Et combusserunt ea ibi et tulerunt ossa eorum et sepelierunt in nemore Jabes* (chapitre XXXI, v. 11, 12, 13) (1). Toujours et partout apparaît la relation de feu à ossements.

Les **cendres** : c'est ce qu'il y a dans le tombeau où les os s'effritent peu à peu et finissent par se réduire tout à fait en cendres, cendres absolument pures et telles qu'elles étaient désirées (2). Les sépulcres devaient donc contenir, entre temps, cendres et ossements à la fois.

(1) Dans les *Paralipomènes*, livre qui trace à grands traits, il est dit que les habitants de Jabès *amenèrent les corps* et qu'ils *ensevelirent leurs os*. Cette distinction est caractéristique.

(2) On ne saurait trop insister sur ce sentiment exquis. Il n'est pas illogique d'admettre que la difficulté, de plus en plus grande, d'avoir des cendres sans mélange, n'ait contribué à faire tomber la crémation en désuétude. Les

Dès que les os sont renfermés, il n'est plus question que de cendres et poussière, cendres et poussière parfumées d'avance. Tibulle ne laisse aucun doute à ce sujet : ni mère pour recueillir les os, ni sœur pour embaumer les cendres.

Ce que redoute Properce, c'est d'être, après sa mort, oublié par Cynthie. Pour lui, il est trop plein d'elle pour que ses cendres en perdent la mémoire.

Ut meus oblito pulvis amore vacet.

Et plus loin : Oh! si tu pouvais avoir les mêmes sentiments pour ma cendre !

Quæ tu viva mea possis sentire favilla !

Mais combien il appréhende qu'une autre affection ne l'arrache à ses cendres !

Abstrahat a nostro pulvere iniquus amor !

fours crématoires brûlent le corps avec le cercueil, ce qui donne inévitablement un produit complexe, peu digne, ce me semble, des hommages rendus ultérieurement à la mémoire du défunt. Il est vrai que la crémation apparaît là sous un jour tout nouveau. « L'idée qui préside à l'évolution de ce mode de sépulture, est essentiellement scientifique. » (Bussy. Etude sur la crémation, in *la Construction Lyonnaise ;* n° du 15 octobre 1892.)

« Elle eût placé doucement mes os sur un lit de roses », dit-il quelque part, et il ajoute immédiatement :

Illa meum extremo clamasset pulvere nomen
Ut mihi non ullo pondere terra foret.

« Elle aurait acclamé mon nom *pour ce qui sera ma cendre*, afin que la terre ne pèse point sur moi. »

On le voit; il y a une opposition constante entre ces expressions : cendres et ossements.

Et pourtant, Properce, dans l'élégie XIII du livre II, ne mentionne que des cendres au bûcher? En effet, et cela mérite attention.

Dans cette élégie, Properce, qui n'est plus l'homme du premier livre, expose à Cynthie ce qu'il attend d'elle au jour de ses funérailles. Et d'abord, il rejette tout convoi pompeux : point de bannières, point de trompettes, point de lit aux soutiens d'ivoire, point de coussins brodés d'or et de soie sur lesquels reposerait son corps ; il réclame les simples obsèques d'un plébéien :

. . . . at sint
Plebeii parvæ funeris exsequiæ.

Ce qui n'ôte rien au tribut ordinaire des marques d'amitié :

Osculaque in gelidis pones suprema labellis
Quum dabitur Syrio munere plenus Onyx.

« Et tu déposeras les baisers suprêmes sur mes lèvres glacées, quand on apportera la coupe pleine des baumes de Syrie. »

Et il continue :

Deinde, ubi suppositus cinerem me fecerit ardor,
Accipiat Manes parvula testa meos.

« Ensuite, lorsque le feu aura fait de moi de la cendre, qu'une toute petite urne la reçoive. »

Point d'ossements, mais des cendres, et la coupe obligée de parfums. Qu'est-ce à dire ? C'est qu'il s'agit, ne l'oublions pas, d'humbles obsèques plébéiennes. C'est qu'alors on ne déployait pas le grand appareil. On laissait le corps se consumer jusqu'à l'extinction complète du feu, et l'on recueillait les cendres sur le foyer refroidi (1).

(1) Dans quel endroit conservait-on l'urne funéraire, si les familles n'avaient point de sépulture commune? et le dépôt de cette urne était-il accompagné

Ici se présente tout naturellement une question que je voudrais essayer de résoudre. Est-ce que les anciens se servaient de suaires à l'épreuve du feu (1) ? Ce n'est guère admissible. Tibulle, Properce, ces poètes des funérailles, n'y font aucune allusion. Plutarque, qui a vu les beaux temps de la crémation, et qui dans ses *Questions romaines*, recherchait pourquoi les Romains enveloppaient les corps dans un drap blanc plutôt que de toute autre couleur, Plutarque n'en dit mot. Guichard écrit que les auteurs sont muets sur ce point, et il pense ou qu'ils ont négligé d'en parler, ou que ceux qui en ont parlé sont perdus. Assurément, cette coïncidence serait fort singulière. Cependant, continue-t-il, il dira ce que les Romains ont pu faire. Il ne croit pas qu'ils l'aient fait, mais, poursuit-il, il en parlera quand même pour contenter le lecteur. Il dit donc que l'a-

de quelques cérémonies spéciales ? Voilà deux questions auxquelles il est difficile de répondre exactement. *(La Vie antique, grecque et romaine*, traduction revue et annotée, par O. Riemann.)

(1) Ils (les anciens) possédaient l'art de filer et de tisser cette pierre. Avec la toile d'amiante, ils fabriquaient des linceuls dans lesquels on enveloppait le corps des personnages dont on voulait recueillir les cendres et les conserver sans mélange. (*Dictionnaire universel d'histoire naturelle*, art. Asbeste.)

miante est textile, inattaquable par le feu, et que les Romains *pouvaient* en tisser des toiles à linceuls. Malheureusement, entre autres objections, il est avéré que l'amiante ne résiste pas ou du moins qu'en partie, à un feu violent.

Il y avait aussi l'asbeste, sorte d'amiante venant des Indes, paraît-il, et que Pline aurait eue en grande estime. Pline raconte qu'il a vu des serviettes d'asbeste qui ne brûlaient point, et qu'on pouvait avec cette matière faire de la toile pour envelopper les corps des trépassés, parce que le linceul restait sans dommage au milieu des flammes. Ne serait-ce point là une simple induction? D'autant plus que, toujours selon Pline, l'asbeste était si rare et si cher qu'on le réservait pour les rois du pays. Autre chose est de tenir en main une pièce de linge qu'on peut jeter au feu impunément, autre chose est d'avoir une enveloppe indestructible, capable de garder intactes les cendres d'un corps humain en combustion; et j'avoue que, pour la circonstance, j'ai peine à comprendre l'action du feu à travers cet écran minéral.

Au surplus, s'il était commode d'avoir les cendres par ce moyen, pourquoi aurait-on préféré brûler les corps à grands frais et avec des soins de tous les instants? Ces linceuls incombustibles, en supposant qu'ils fussent d'usage, étaient-ils donc dévolus aux seuls plébéiens? A tous égards, il est douteux qu'un suaire d'amiante ait jamais existé.

Comment donc s'y prenait-on pour recueillir les cendres si rien ne les préservait des contacts à proximité? La réponse coulera de source.

Achille, exhortant ses compagnons à recueillir les ossements de Patrocle, s'écrie : « Vous les reconnaîtrez facilement, il était au milieu. » Voilà un point acquis : il était facile de reconnaître la place qu'un corps occupait sur le bûcher. Et maintenant, ce corps composé de parties disparates : os, chairs et membranes, ne devait-il pas brûler en laissant un résidu spécial, d'apparence particulière, tranchant sur les débris d'alentour (*altum cinerem*, cendres accumulées) et permettant de prélever la fleur des cendres, puisque Properce ne demande qu'une toute petite urne? Tout porte à le croire.

Ce que j'ai dit ci-dessus touchant la cérémonie du brûlement chez les anciens, ne concerne évidemment que les crémations de choix et les crémations privées, en général. Dans les cas pressants, en temps de guerre, par exemple, la mise en pratique des précautions habituelles, était impossible. Aussi le livre onzième de l'*Enéide* nous donne-t-il le spectacle d'une crémation à monceaux. Il y est fait mention d'une trêve que les belligérants mettent à profit pour l'enlèvement des morts. De part et d'autre, on dresse des bûchers immenses, où les corps sont brûlés sans distinction ni mesure; après quoi, nous voyons les Latins repoussant avec tristesse, des foyers, pêle-mêle, cendres et ossements (1).

De nos jours où, pour remplir le même but, il ne saurait être question d'élever de vastes bûchers, on a dû songer à des combustibles d'un autre genre. Certes, la guerre a ses nécessités, mais combien est navrante la description d'une crémation moderne, sur le champ de bataille, par le goudron et le pétrole, selon le système Créteur ! « Bientôt s'élève une colonne immense de fumée noire et de vapeur d'eau. Dans le bassin, l'incandescence est des plus vives; rien ne résiste à une pareille coction. Après deux heures de cette combustion ardente, hâtée encore

(1) *Mœrentes altum cinerem, et confusa ruebant*
Ossa focis.... (v. 208, 211-12.)

par les ouvriers qui, armés de pelles, remuent le goudron enflammé, il ne reste plus que les ossements enduits d'une couche épaisse de résine concrète » (Ambroise Tardieu). Par bonheur, cette ressource extrême n'est pas indispensable. Des procédés moins rigoureux et employés avec autant de succès sans recourir au feu, ont été préconisés par divers comités d'hygiène et de salubrité, notamment par le comité consultatif d'hygiène publique de France.

Pour ce qui regarde les sépultures courantes, une commission fut nommée en 1874, au sein du conseil d'hygiène et de salubrité de la ville de Paris, consulté sur l'application pratique de la crémation, *avec la possibilité d'obtenir les cendres sans mélange.* Cette commission, dans son rapport, approuve en principe la crémation; fait quelques objections au point de vue de la médecine légale, mais *déclare réserver complètement les questions de sentiment et de morale.* La question des cendres ne fut résolue par l'affirmative que théoriquement.

Continuons donc de rendre les corps à la terre, non plus « d'après les lois fermes et assurées, quoique non écrites, des dieux » (1), comme parle Sophocle par la bouche d'Antigone, mais suivant la coutume universellement reçue depuis l'avènement du christianisme qui a porté si haut la dignité humaine et le respect des morts (2), sans parler de la croyance à la résurrection qui répugne à l'idée d'un dépôt de cendres. Et si, par extraordinaire, l'application raisonnée des préceptes d'hygiène, était impuissante à prévenir la *saturation du sol* des cimetières restreints (3), pourquoi ne s'arrêterait-on pas à l'idée de vastes nécropoles situées à certaine distance des villes et desservies par un railway à destination propre, telle qu'il en existe une en Angleterre, à quelques lieues de Londres, et telle qu'il fut

(1) *Vous mangerez du pain à la sueur de votre front, jusqu'à ce que vous retourniez en la terre d'où vous avez été tiré; car vous êtes poussière et vous retournerez en poussière* (Genèse, chap. III, v. 19). Les lois fermes et assurées, quoique non écrites, invoquées par le tragique grec, sont un écho lointain de ces paroles du Très-Haut.

(2) Lorsque vous priiez avec larmes et que *vous ensevelissiez les morts*..... j'ai présenté vos prières au Seigneur, dit l'ange à Tobie. (Tobie, chap. XII, v. 12.)

(3) Voir, sur cette question des cimetières, l'argumentation serrée de MM. Lacassagne et Dubuisson, au paragraphe III de l'article *crémation*, dans le *Dictionnaire encyclopédique des sciences médicales*, 1re série, tome XXIIIe.

projeté naguère d'en établir une de 850 hectares, à Méry-sur-Oise, non loin de Paris, sur un plateau sablonneux qui pourrait suffire aux inhumations de la capitale pendant des siècles, même avec des reprises de terrain très largement espacées ?

Je ne saurais mieux finir qu'en reproduisant les lignes qu'écrivait à l'appui de cette thèse, l'éminent médecin légiste que je viens de nommer : « J'ai eu l'honneur, dit-il, d'être, au sein de l'ancien conseil municipal, le rapporteur de la première proposition concernant l'établissement de la vaste nécropole de Méry-sur-Oise. J'ai visité le champ immense où elle serait établie; j'ai profondément étudié toutes les questions hygiéniques et administratives qui s'y rattachent, et le temps n'a fait que m'affermir dans la conviction que l'administration actuelle agira dans l'intérêt le mieux entendu de la population parisienne, en adoptant le projet de loi étudié par celle qui l'a précédée. » (*Nouveau Dictionnaire de médecine et de chirurgie pratiques*, art. Inhumation.)

LYON. — IMPRIMERIE EMMANUEL VITTE, RUE CONDÉ, 30.

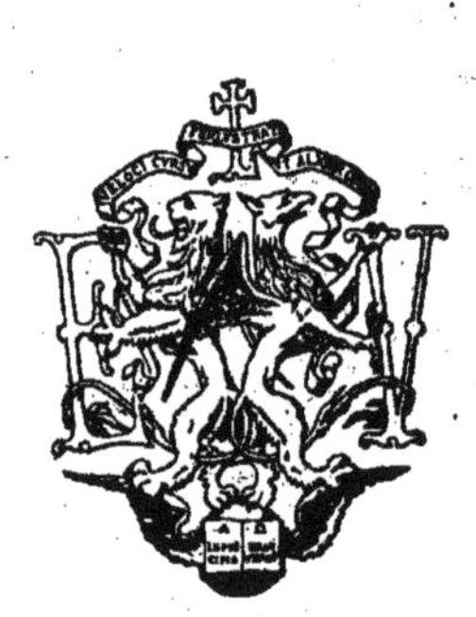

www.ingramcontent.com/pod-product-compliance
Ingram Content Group UK Ltd.
Pitfield, Milton Keynes, MK11 3LW, UK
UKHW020229180726
13838UKWH00005B/2280